Грабовой Григорий Петрович

МЕТОДЫ КОНЦЕНТРАЦИИ

УПРАЖНЕНИЯ НА КАЖДЫЙ ДЕНЬ МЕСЯЦА ДЛЯ
РАЗВИТИЯ СОЗНАНИЯ, ДЛЯ РАЗВИТИЯ СОБЫТИЙ ЖИЗНИ
В БЛАГОПРИЯТНОМ НАПРАВЛЕНИИ, ДЛЯ ОБРЕТЕНИЯ
ПОЛНОЦЕННОГО ЗДОРОВЬЯ И ДЛЯ УСТАНОВЛЕНИЯ
ГАРМОНИИ С ПУЛЬСОМ ВСЕЛЕННОЙ

Hamburg

2011

Jelezky Publishing, Hamburg
www.jelezky-media.com

Г. П. Грабовой
Методы концентрации
Hamburg: Издатель Dimitri Eletski, 2011. - 68 с.

Подписано в печать 01.10.2011

ISBN: 978-3-943110-19-7

УПРАЖНЕНИЯ НА КАЖДЫЙ ДЕНЬ МЕСЯЦА ДЛЯ РАЗВИТИЯ СОЗНАНИЯ, ДЛЯ РАЗВИТИЯ СОБЫТИЙ ЖИЗНИ В БЛАГОПРИЯТНОМ НАПРАВЛЕНИИ, ДЛЯ ОБРЕТЕНИЯ ПОЛНОЦЕННОГО ЗДОРОВЬЯ И ДЛЯ УСТАНОВЛЕНИЯ ГАРМОНИИ С ПУЛЬСОМ ВСЕЛЕННОЙ

Я советую каждый день уделять время тем упражнениям, которые приводятся ниже. Для каждого дня месяца рекомендуются три соответствующих этому дню упражнения. В этих упражнениях даётся управление событиями. Для этого применяются различные концентрации. В процессе концентрации постоянно помните конкретную цель, которую вы хотите достичь. Целью может являться осуществление желаемого события, например, излечение от болезни, развитие механизма познания Мира и так далее. Главное, всегда проводите регулирование информации для всеобщего спасения и гармоничного развития. Такое регулирование может быть борьбой с разрушением на информационном уровне, так как вы выполняете работу спасателей.

Практически, на уровне вашего восприятия, концентрация может осуществляться следующим образом: - вы мысленно определяете цель концентрации в виде некой геометрической формы, например, сферы. Это сфера цели концентрации.

- духовно настраиваетесь строить необходимые для вас события так, как это делает Создатель.

- во время концентраций на различных объектах, на

3

конкретных цифрах, или познании реальности контролируйте месторасположение сферы. Волевым усилием передвигайте сферу в область вашего восприятия, дающую больше света в момент концентраций.

Я представил один из вариантов технологии концентраций. На практике можно найти множество других. Очень эффективны способы управления событиями, основанные на понимании процессов Мира через концентрации.

В первом упражнении на каждый день месяца вы выполняете концентрацию на каком-либо элементе внешней или внутренней реальности.

Во втором - на последовательности чисел из семи и девяти цифр.

В третьем упражнении даются технологии управления событиями в словесной форме.

Обращаю ваше внимание на следующий важный момент. Необходимо понимать, что эффективность проводимой вами концентрации в значительной степени определяется вашим подходом к ней. Постарайтесь открыться этому творческому процессу. Прислушивайтесь к тому, как именно ваш внутренний голос подсказывает вам выполнять эти концентрации практически.

Можно, например, как я говорил ранее, написать цифровой ряд на бумаге и концентрироваться на нём. А можно поступить и иначе.

При концентрации на последовательности из девяти цифр можно представить себе, что вы находитесь в центре некой сферы, а числа расположены на её внутренней поверхности.

4

Информация цели концентрации может находиться внутри этой сферы в форме шара. Вам необходимо настроиться на выявление того числа, из которого исходит больше света. Получив первую мысль о том, что какое-то число из числового ряда, находящегося на внутренней поверхности большой сферы, светится больше остальных, зафиксируйте это число. Затем мысленно соедините внутреннюю сферу, содержащую цель концентрации, и элемент восприятия в виде числа.

При концентрации на последовательности из семи цифр можно представить себе, что числа расположены на поверхности куба. На какой-либо одной из его граней.

При этом, в соответствии с вашими ощущениями, вы можете двигать эти числа, меняя их положение, так чтобы достичь максимального эффекта.

Можно поступить и совсем по-другому. Вы можете мысленно связать каждое число с каким-либо элементом внешней или внутренней среды. Причём совсем не обязательно, чтобы эти элементы были однородными. Одно число, например, вы можете связать с каким-либо деревом, а другое - с каким-то чувством. Всё это вы решаете сами. При таком подходе вы символически приравниваете числа к выбранным вами элементам реальности. Как всегда, эти элементы реальности могут быть не только физическими, но и мысленными, то есть вы можете представлять их себе в вашем сознании.

Эти приёмы дают вам дополнительные возможности управления. Вы можете менять структуру концентрации, настрой на неё, вы можете разнообразить символическое приравнивание чисел к элементам реальности. В результате вы сможете сделать вашу концентрацию более эффективной. Вы сможете лучше управлять временем исполнения того, что вы задумали. А это в практической жизни очень важно.

Там, где требуется мгновенное спасение, ваша концентрация должна дать мгновенный результат. Если же речь идёт о том, чтобы обеспечить гармоничность развития, то здесь фактор времени может не играть столь важной роли. Решающим здесь является обеспечение именно гармоничности вашего развития, с учётом всех обстоятельств, и именно это дадут вам ваши концентрации.

Так что в этих упражнениях всё должно быть индивидуально. Каждый должен сам выбрать систему своего развития. При этом важно иметь в виду следующее.

Выбор системы собственного развития невозможно сделать только логическим путём. Конечно, вы ставите перед собой цели, вы стремитесь достичь их, но в вашей душе уже есть задачи, которые были заложены туда в более раннее время. Поэтому, когда вы проводите концентрации, вначале могут реализовываться те задачи, которые были заложены ранее, которые были задачами души и которые были задачами не только вашего развития, но и развития всего общества. Выполняя эти задачи, вы чувствуете, что именно это вам нужно сделать в первую очередь, вы чувствуете это на глубоком внутреннем уровне, на уровне развития души, на уровне Создателя.

И именно поэтому, когда мы говорим о концентрациях, мы говорим прежде всего о всеобщей гармонии. При этом следует понимать, что гармония всегда подразумевает в качестве необходимого элемента и элемент спасения, если ситуация

6

требует такого вмешательства. Хотя основной задачей гармонии является обеспечение такого развития событий, чтобы никаких угроз вообще не возникало. И, разумеется, гармоничное развитие необходимо сделать таким, чтобы оно было вечным.

К этому ведут созданные мною и уже апробированные концентрации на каждый день месяца. Делая их, вы получите ту гармонию, которая сделает ваш путь радостным и непрерывным, и вы сможете спасать себя и других и жить вечно.

Имея эти концентрации, вы при любых ситуациях всегда можете предпринимать активные управляющие действия, а не находиться в пассивном состоянии. Осознание того, что, применяя концентрации в ваших делах, вы реально осуществляете процесс всеобщего спасения и вечного гармоничного развития, открывает данную вам Создателем свободу. А это формирует всеобщее созидательное развитие вместе с вашим истинным счастьем.

Концентрации даны на 31 день. Если вы проводите эти занятия, например, в феврале, в котором 28 дней, то после 28-го дня вы переходите к первому дню марта. То есть день месяца из списка упражнений должен всегда совпадать с тем днём месяца, который в этот момент указан в календаре. Выполнять концентрации вы можете в любое время суток. Количество концентраций в течение дня и их длительность вы определяете самостоятельно. Целесообразно проводить концентрации систематически и перед важными делами.

Если первое упражнение какого-либо дня покажется вам сложноватым, можете пропустить его и делать два других. Результат всё равно будет, а со временем всё большее количество упражнений под первым номером будет становиться для вас более понятным и более простым. Так что делайте то, что вы понимаете и что вам нравится.

А теперь перейдём к самим упражнениям.

1-й день месяца:

1. В первый день месяца выполняется концентрация на ступне правой ноги. Эта концентрация связывает вас с опорной точкой во внешнем мире. Вы мысленно опираетесь ногами о Землю. Земля в вашем сознании является несущей опорой.

Управление в системе полного восстановления основывается на том, что опорная точка является одновременно и точкой опоры, и точкой создания. И поскольку она является также и точкой создания, то с помощью этой концентрации вы можете сразу развить сознание.

Вы осознаёте, что по тому же самому принципу, по которому на Земле всё растёт и развивается, возникают, например, растения и даже материя вашего собственного тела, по такому же принципу вы можете построить любую внешнюю реальность. Понимание этого лежит в основе данной концентрации.

Однако во время выполнения концентрации вы можете не думать об этом глубинном механизме. Вы можете просто концентрироваться на ступне правой ноги и при этом представлять в сознании то событие, которое вам нужно. Тот механизм построения реальности, о котором я только что говорил, сработает автоматически. И вы получите желаемое событие гармоничным образом. Ибо данное управление одновременно обеспечивает и гармонизацию событий.

Данное упражнение можно делать несколько раз в день.

2. Концентрация на семизначном числовом ряду: **1845421;** на девятизначном числовом ряду: **845132489.**

3. В этот день нужно сосредоточится на Мире, на всех предметах Мира и ощутить, что каждый предмет Мира - это часть вашей личности. Ощутив это, вы почувствуете, как дуновение ветерка от каждого предмета Мира подсказывает вам решение. И когда вы ощутите, что каждый предмет имеет частицу вашего сознания, вы увидите ту гармонию, которую ниспослал нам Создатель.

2-й день:

1. В этот день проводится концентрация на мизинце правой руки. Как и в предыдущем случае, концентрируясь на мизинце правой руки, вы одновременно держите в сознании то событие, осуществление которого вы хотите достичь.

Это упражнение можно делать несколько раз в день. Причём с интервалами, которые вы сочтёте удобными. Можно новую концентрацию начать через 20 секунд, а можно через час и более. Можно делать одну-две концентрации в день, а можно десять и больше. И длительность каждой концентрации можете выбрать сами.

Положитесь на ваше внутреннее чувство, на интуицию. Учитесь слышать ваш внутренний голос и слышать то, что он вам говорит. Сказанное относится ко всем упражнениям.

В принципе при выполнении этого упражнения вам необязательно сохранять неподвижность. Вы можете мизинцем правой руки что-то трогать, чего-то касаться. Это не принципиально. Действуйте, как вам удобнее.

Важно здесь следующее. Вообще у вас много воспринимающих элементов. Кроме указанного мизинца есть ещё девять других пальцев рук и много других частей тела. Однако из множества воспринимающих элементов вы в данный момент должны сосредоточиться только на одном, на мизинце правой руки. Это гармонизирует управление. Управление становится гармоничным.

2. Семизначный ряд: **1853125;**
Девятизначный ряд: **849995120.**

3. Во второй день месяца вы должны увидеть гармонию Мира в связи с собой. Вы должны произвести этот Мир так, как этот Мир произвёл Создатель. Посмотрите на Мир и вы увидите ту картину, которая была. Посмотрите на Мир и вы увидите ту картину, которая будет. Посмотрите на Мир и вы увидите то, кем вы сейчас являетесь в этом Мире. Это и будет Мир всегда и навечно.

3-й день:

1. В третий день месяца концентрация проводится на растениях.

Растение может быть физическим, то есть таким, которое во внешней реальности реально существует. Тогда во время концентрации вы можете даже просто смотреть на него. Или вы можете представить себе растение мысленно. Тогда вы сосредоточиваетесь на его образе.

В данной концентрации используется метод отражения. Суть его в следующем. Концентрируясь на выбранном растении, вы представляете себе, как в отражённом от растения свете формируется нужное вам событие. Лучше даже сказать, что вы не просто представляете себе это событие, а вы реально его видите, вы реально его строите. Построенное с помощью такого управления событие оказывается сгармонизированным. Этому помогает и то, что растение в этом мире существует уже в значительной степени гармонично.

2. Семизначный ряд: **5142587;**
Девятизначный ряд: **421954321.**

3. Посмотрите на реальность и вы увидите, что миров много. Посмотрите на тот Мир, который нужен вам, подойдите к нему и расширьте его. Увидьте его взором очевидца. Приблизьтесь к нему и положите руки на него и вы ощутите то тепло, которое распространяется от вашего Мира. Придвиньте его к себе и посмотрите на Создателя. Посмотрите, как Он вам говорит и что Он вам советует. Можете эти знания сопоставить со своими и получить Мир вечный.

4-й день:

1. В этот день вы концентрируетесь на кристаллах или камнях. Можно взять и песчинку. Пусть вы выбрали, например, какой-либо камень. Тогда, концентрируясь на камне, вы представляете себе вокруг него некую сферу. Это сфера информации. Вы мысленно видите, как в этой сфере оказываются все нужные вам события. Вы попросту закладываете в эту сферу нужные вам события. Так осуществляется управление при выполнении данной концентрации.

2. Семизначный ряд: **5194726;**
Девятизначный ряд: **715043769.**

3. Имейте тот ракурс реальности, который вам дают методы. Методы должны быть гармоничными. Один метод должен следовать из другого, подобно тому, как второй метод следует из первого. Идя по улице, вы видите, что каждый следующий шаг возникает из предыдущего. Вы можете встать, когда вы находились в положении сидя, и вы видите, что каждое движение может быть разнообразным. Оно может исходить из редшествующего действия, а из него самого может получаться следующее предшествующее действие. Получите Мир так, как если бы он всегда был непрерывен, как если бы каждое движение этого Мира касалось бы только вас как единой личности. Когда вы получите ту монолитность Мира, которая даёт вам конкретные методы управления в этом Мире и этим Миром, то ваш Мир

15

будет везде и вы придёте к нему и вы возьмёте его в руки и ваши руки будут тем миром, который держит ваш Мир. И вы увидите, что вы соприкасаетесь с Миром вечным, с Миром всех Миров, и он будет единственным для всех, и это будет коллективный Мир, который выбрали вы и который выбрал каждый. Создайте его таким, чтобы он был идеальным для всех и идеальным для вас. Идеальность не должна быть разобщена. Вы должны видеть идеальность всех и вас в едином вашем Мире, как и в едином Мире всех.

5-й день:

1. В пятый день месяца нужно концентрироваться на элементах реальности, которые возникают в результате вашего взаимодействия с другими элементами реальности. Поясню, что это означает.

Когда вы обращаете внимание на какой-либо предмет, то вы тем самым, вообще говоря, концентрируете ваше сознание на этом предмете. За счёт связи с вами, этот предмет, этот элемент реальности, обладает определённой степенью вашей концентрации и определённым объёмом ваших знаний. Какую-то часть полученной от вас информации и что-то от вашего состояния этот предмет в свою очередь передаёт другим элементам реальности. Точно так же, например, свет от Солнца, падая на различные предметы, частично отражается от них и освещает уже какие-то другие объекты.

Таким образом, когда вы посмотрели на какой-либо предмет, то он после этого, то есть после взаимодействия с вами, передал что- то во внешнюю среду уже от себя. Так вот, ваша задача заключается в том, чтобы подумать и выявить, что каждый элемент реальности передаёт во внешнюю среду от себя. Можно, разумеется, становиться на чём-то одном. Вы концентрируетесь на этом и одновременно представляете себе нужное вам событие. Таков метод. Особенность его в том, что к реализации желаемого события приводит концентрация на выявленном вами, так сказать, вторичном элементе.

Итак, с помощью логических размышлений, или ясновидения,

17

или каких-либо других духовных методов вы находите, что именно выбранный вами элемент реальности даёт во внешнюю среду после взаимодействия с вами. Концентрируясь на этом следствии, на этом вторичном элементе реальности, и одновременно представляя себе желаемое событие, вы добиваетесь его реализации.

2. Семизначный ряд: **1084321;**
    Девятизначный ряд: **194321054.**

3. Когда вы видите небо, вы знаете, что есть Земля. Когда вы видите Землю, вы можете подумать о небе. Если вы находитесь под Землёй, то небо существует над ней. Эти простые истины должны быть источником Мира вечного. Соедините небо с Землёй и вы увидите, что всё, что под Землёй, - всё это может быть и над Землёй. Пойдите навстречу своему духу и найдите воскресших там, где они есть. Приведите бесконечность к истине Мира и вы увидите, что Мир бесконечен. И когда вы увидите это, вы увидите Создателя истинного, вы увидите Создателя настоящего, ибо Он дал вам то, что вы имеете, и вы создаёте так, как Он создал. Он находится очень близко к вам. Он ваш друг, Он любит вас. Вы должны протянуть к Нему руки и создавать так, как создаёт Он. Вы есть Его создание и вы являетесь творцами. Только Создатель-Творец может создать творцов. Вы должны быть гармоничны со своим Создателем. Вы должны быть открыты для Него и должны быть вечны во всех своих проявлениях, во всех своих созиданиях. Всё, что вы хотите исправить, вы можете исправить всегда. Всё, что вы хотите

18

созидать, вы можете созидать в том месте, где вы находитесь, и тогда, когда вы захотите. Для совершенствования есть Вечность. Для дел Вечность умножается деяниями Создателя. Вы являетесь тем, кого в вас увидел Создатель, кого Он создал в вас. Но вы являетесь и тем, кто хочет, чтобы Создатель олицетворил себя со своими деяниями в той бесконечности, в которой вы видите самого себя. Создатель, который присутствует в вас, - это тот Создатель, который движется вместе с вами в каждом вашем действии. Обращайтесь к Нему и вы будете иметь гармонию.

6-й день:

1. В этот день выполняется концентрация, суть которой можно сформулировать так: изменение структуры сознания по плотности концентрации за счёт восприятия удалённых объектов.

Этот способ концентрации удобно применять тогда, когда вы хотите, чтобы нужное вам событие произошло в каком-то определённом месте. Тогда вам нужно сконцентрировать сознание именно в этой области.

Данный метод можно с успехом применять и тогда, когда вы, наоборот, не хотите осуществления в определённом месте какой-то ситуации, если она представляется вам неблагоприятной. В этом случае вам нужно расформировать негативную информацию. Расформировать - значит расфокусировать, расконцентрировать сознание в данном месте. Возникающее тем самым разрежение приводит к неосуществлению неблагоприятной ситуации.

Осуществление желаемого события в выбранном месте можно получить с помощью концентрация там сознания за счёт удалённых элементов вашего сознания. Мы уже обсуждали раньше этот способ управления. При его применении вы используете элементы сознания, которые отвечают за восприятие удалённых объектов. При этом вы можете воспринимать действительные физические объекты, удалённые, как вы их видите обычным зрением, или вы можете созерцать удалённые объекты мысленным взором. И в том, и в другом случае вы используете удалённые элементы вашего сознания. И если

20

при этом вы фиксируете в сознании событие, которое хотите реализовать в заданном месте, то именно там оно и произойдёт.

Итак, суть данного метода такова. Чем в более отдалённые участки своего сознания вы помещаете информацию, тем лучше она обрабатывается и тем более полно реализуется желаемое событие. Причём событие произойдёт в нужном месте.

В отношении деструктивных сил можно применять метод дефокусировки. Расфокусируя ваше сознание, вы можете делать негативную информацию настолько разреженной, что она по сути уже перестанет восприниматься, как будто бы её и вообще не было.

2. Семизначный ряд: **1954837;**
Девятизначный ряд: **194321099.**

3. Увидев Мир так, как если бы он был перевёрнут, вы должны всегда знать, что любой перевёрнутый, любой разобщённый или спрессованный Мир - это всегда Мир единства, гармонии и благости. Вы должны понимать, что за всеми перевёрнутыми и неоднозначными или же не характерными состояниями Мира стоит всегда благость Божия и вы можете эту гармонию иметь от знания того, что вы всегда были вечными и вечными и останетесь, и никакая структура, никакая информация не изменит этой воли Божией.

7-й день:

1. В седьмой день месяца нужно концентрироваться на сверхдалёких областях сознания. На практике мы имеем с ними дело, когда смотрим на отдалённые облака или на далёкие предметы, скажем, на деревья или на их листья.

Для материализации какого-либо объекта или для осуществления какого-либо события необходимо обработать большое количество информации. Сверхдалёкие области сознания обеспечивают сверхбыструю обработку информации. Поэтому чем более далёкие области сознания вы используете, тем более быструю обработку информации вы можете осуществить.

Знание этих фактов следующим образом используется в данном методе. Вы смотрите на облако обычным зрением или видите его мысленно и одновременно в своём сознании строите желаемое событие именно на этом облаке. Или на листочке, если вы смотрите на удалённый листок. За счёт использования в этом случае сверхдалёких участков сознания можно быстро добиться желаемого результата.

При этом осуществление события происходит гармоничным образом. Ибо облако не может разрушать. Так же, как и листочек. Они не могут никому причинить вреда. И в результате нужное событие реализуется гармонично.

2. Семизначный ряд: **1485321;**
Девятизначный ряд: **991843288.**

3. Вы видите, что Мир развивается по образу и статусу ваших действий во взаимодействии с волей Божией. Вы видите, что Мир - это то создание, которое признано всеми, и когда вы хотите изменить Мир по своим делам, то риведите свои дела к всеобщей благости и ваши дела утвердятся, ваше здоровье укрепится и общая благость наступит. Общая благодать - это деяние Мира, ведущее вас в царствие Божие и приводящее к тому, что вы получаете всеобщую жизнь и жизнь индивидуальную навсегда и навечно.

8-й день:

1. В этот день вы учитесь управлять, концентрируясь на следствиях событий.

Представьте себе, что вы сидите у озера и смотрите на мчащийся катер. Перед ним вода спокойна, а сзади него возникают волны. Волны являются следствием движения катера.

Посмотрим на растущий на дереве листочек. Этот листочек можно рассматривать как следствие существования дерева.

Набежали тучи и на землю упали первые капли дождя. Капли дождя можно рассматривать как следствие существования тучи.

Подобных примеров вокруг нас несчётное множество. Вы берёте любое явление и концентрируетесь на одном из его следствий. При этом вы держите в сознании желаемое событие. И оно происходит.

Этот метод управления очень эффективен. С его помощью можно изменять и прошлые события.

2. Семизначный ряд: **1543218;**
Девятизначный ряд: **984301267.**

3. Вы видите, что бесконечность линии цифры восемь соединяет в себе те Миры, которые вы уже встречали в предшествующие семь дней. И когда ваш Мир объединится со всеми Мирами, вы увидите, что вы настолько же радостны в душе своей, насколько разнообразен Мир. Воспринимая

24

каждую частицу Мира как всеобщую радость, вы увидите, что радость вечна, так же как и вечно благоденствие, и в этом статусе общей радости вы поднимите руки вверх и увидите посыл Божией благодати, который вас призывает к Вечности. Увидьте Вечность в том месте, где она есть. Увидьте Вечность там, где её нет. Увидьте Вечность там, где она всегда была, и вы будете создателем Вечности там, где её нет с точки зрения другого. Когда вы будете видеть Вечность и будете её создавать, вы будете вечными всегда, во всём, в любой вечности и в любом мире. Вы являетесь творцом по образу и подобию и Вечность творит вас по образу и подобию. Сотворяя вечное, вы сотворите самого себя. Сотворяя самого себя, вы творите вечное, так же, как Вечность может творить другую Вечность и так же, как Создатель создал всех одновременно.

9-й день:

1. В девятый день месяца вы занимаетесь концентрацией, которую можно назвать так: концентрация на сверхудалённых участках сознания в максимально приближенных точках вашего сознания. То есть данный метод концентрации заключается в том, что максимально удалённые участки вашего сознания вы переводите в максимально близкие. Причём этот перевод должен быть осуществлён таким образом, чтобы ваше восприятие было бы одним и тем же, как от максимально удалённых, так и от максимально приближенных участков сознания. В этом случае вы сможете получить единый импульс для построения любого элемента Мира. И как только вы этого достигнете, вы станете специалистом в управлении. Ибо вам тогда уже достаточно будет даже просто быть в состоянии духовного настроя на то, чтобы всё было нормально, чтобы всё было хорошо, достаточно будет просто иметь такое желание, - и всё именно так и будет.

Тот единый импульс, о котором я сказал, развивает особое духовное состояние. Это состояние не совсем связанно с мышлением, потому что мышления как такового в этом состоянии может и не быть. Там может быть просто настрой, например, на добро, на созидание или на установление гармонии.

И вот присутствие в этом состоянии просто такого настроя уже приводит к благоприятному развитию событий.

Подчеркну, что данный способ концентрации выделяет специальную форму восприятия. Восприятие находится в вашем сознании, восприятие представляет собой часть вашего

26

сознания, и вы специально структурируете его таким образом, что в результате оно работает так, как я сказал.

Приведённый метод концентрации затрагивает глубокие вопросы управления на основе своего сознания.

2. Семизначный ряд: **1843210;**
Девятизначный ряд: **918921452.**

3. Увидев Мир как очень глубокую сущность мироздания, вы увидите, что всё, что существует в природе, что каждый, кто существует в природе, например, растение, человек, животное, каждая молекула или то, что ещё не создано или создано было ранее, всё имеет одну единую основу Бога, который показал механизм создания всего. Увидев, как создавать всё, вы будете создавать всё. Придите к этому через начало своего „я“. Придите к этому через глубину своего „я“, и вы увидите, как ваше „я“ развивается вместе со всей Вселенной, как ваше „я“ разрастается и превращается в Мир. Вы - это и есть Мир. Вы - это и есть реальность. Посмотрите на это глазами всего Мира, посмотрите на это глазами каждого, посмотрите на это своими глазами и вы увидите, что ваша душа - это и есть ваши глаза. Посмотрите душой и вы увидите Мир таким, какой он есть, и вы сможете исправить его так, как его надо исправить, и вы увидите Мир таким, каким вы должны пользоваться для достижения Вечности. Вы будете знать дорогу всегда, когда вы смотрите на Мир от себя, из себя и вне себя.

10-й день:

1. В этот день вы практикуете концентрацию, суть которой можно выразить так: концентрация одновременно на всех охватываемых вами объектах внешней реальности во время одного-единственного импульса восприятия всех этих объектов.

Вы настраиваетесь на то, чтобы доступные вашему восприятию объекты вы восприняли бы одновременно одним-единственным моментом восприятия. Вы должны в результате такого мгновенного восприятия осознать все эти внешние объекты.

Разумеется, на начальном этапе практики может получиться частичное восприятие информации обо всех объектах. Отнеситесь к этому спокойно. В действительности цель вашей работы - максимально полное восприятие всех объектов. Со временем вы придёте к обладанию такой способностью.

Однако даже на начальном этапе при мгновенном восприятии окружающих объектов хоть какую-то информацию о каждом из них вы всё же получите. Ну, например, хотя бы представление о том, что эти объекты где-то есть, что они существуют.

Вообще говоря, чтобы получить информацию об объекте, вам достаточно найти нужную точку концентрации и настроиться. Вы сможете тогда выйти на любой объект. Вы сможете получить доступ во все сферы управления. И поскольку в этом методе концентрации вы учитесь воспринимать одновременно большое количество объектов, то данная практика позволит вам управлять

28

сразу большими массивами информации

В качестве конкретного примера могу привести вам такой результат этой практики. Допустим, перед вами компьютер. Тогда, просто бросив взгляд на его внешний вид, вы уже будете знать, как управлять этим компьютером и что вообще в принципе можно получить за счёт его использования.

Приведённый здесь вид концентрации позволит вам получать информацию от любого объекта, так как с помощью этой практики вы обучаетесь управлять любым объектом информации. Причём доступ к управлению может быть как логическим, так и безусловным, то есть на духовной основе.

Итак, для упражнений под первым номером я дал вам концентрации на первые десять дней месяца. В принципе, вы могли бы дальнейшие концентрации, до конца месяца, найти уже сами. Это можно было бы сделать на основе причинно-следственных связей в области информации. То, что вы уже знаете, вы могли бы развить дальше, рассматривая всю работу с позиций фундаментального управления. Я, однако, продолжу изложение этих концентраций, но только буду делать это теперь более кратко.

2. Семизначный ряд: **1854312;**

Девятизначный ряд: **894153210.**

3. Единение двух цифр: единицы и новой цифры ноль привело к тому, что вы увидели Мир изначально таким, как если бы ноль уже присутствовал в цифре один. Когда вы смотрите на единицу и увеличиваете её до десяти путём добавления к ней нуля, вы совершаете действие. Так вот ваше действие и ваше деяние по этому принципу должно быть гармонично. Вы должны видеть, что каждое ваше действие может существенно увеличить, увеличить количественно и качественно, каждое ваше проявление. Вы являетесь проявлением Мира. Гармонизируйте его с тем, что вы видите. Смотрите за собой и своими мыслями. Вы должны быть там, где вы есть, вы должны быть там, где вас нет. Вы должны быть везде, ибо вы есть творец и создатель. И ваша гармония должна приводить к Вечности. Воскрешение - это элемент Вечности. Бессмертие - это также элемент Вечности. Вы должны найти для себя истинную Вечность, где бессмертие и воскрешение являются только частными случаями данной Вечности. Вы должны быть создателем всея и всего. И что следует за воскрешением и бессмертием, за истинным бессмертием, вы должны это знать и ясно представлять. Истинное бессмертие рождает следующий статус Вечности, следующий статус Мира и следующий статус личности. Вы должны быть готовы к этому и всегда знать, что другие задачи, задачи Вечности, которые рождены перед вами и которые вы ставите перед собой, рождают новые Миры, которые вы строите в своём сознании, и этот Мир, так же как единица и ноль дают десять, этот Мир и есть то, что вы будете иметь тогда, когда вы будете вечными, и поскольку вы уже вечны. Ваше бессмертие заключено в вас самих. Вы уже являетесь вечными и бессмертными, достаточно только осознать это. Перейдите на этот уровень путём разумного действия, такого же, как соединение единицы с нулём, и вы получите это бессмертие в каждом вашем действии, в каждом вашем проявлении, в каждом вашем шаге.

30

11-й день:

1. В одиннадцатый день месяца вы концентрируетесь на явлениях, в которых проявляется взаимодействие животных с человеком. Ну, например, в доме у вас живёт собака, или кошка, или какая-либо птица, скажем, попугай. Подумайте, каков более глубокий смысл этого взаимодействия, этих контактов, этого общения? Это с нашей точки зрения. А с их точки зрения?

Осознование вами процессов восприятия и мышления других участников взаимодействия позволит вам войти в структуру управления всей реальностью.

2. Семизначный ряд: **1852348**;
Девятизначный ряд: **561432001**.

3. Так же, как вы увеличили единицу в десять раз, добавив одну круглую цифру ноль, вы получите следующее число, добавив к единице цифру один. Число 11 - это олицетворение Мира, которое внутри вас и которое видно всем. Вы являетесь той сущностью, которая всегда видна всем, и каждый может получить ваш гармоничный опыт, тот самый, который вы получили в своём развитии. Делитесь своим опытом и вы получите вечную жизнь.

12-й день:

1. В этот день вы концентрируетесь на явлениях, в которых может возникать вопрос о создании целого. Например, у гуся или у лебедя выпало перо. В этом случае вы должны концентрироваться на том, как можно было бы сделать так, чтобы оно вернулось на место. Как можно было бы это получить? То есть вы стараетесь понять, как можно было бы создать или воссоздать единое целое.

Или, скажем, другой пример: с дерева упал листочек. Как сделать так, чтобы он вернулся на место и дерево вместе с ним оказалось бы в первоначальном виде?

Это концентрация на собирании отдельных элементов реальности в единое целое, которое представляет собой их норму. Практика в такой концентрации даёт управление.

В данной концентрации, как и во многих других, в качестве объекта можно рассматривать себя. Вы можете восстановить любой свой орган. Ко мне как-то обратилась с просьбой одна женщина. Во время операции у неё вырезали матку. Вы понимаете, насколько это важный вопрос. Я применил те принципы и методы, которые отныне знаете и вы, и теперь у этой женщины вновь полноценная здоровая матка.

2. Семизначный ряд: **1854321;**
Девятизначный ряд: **485321489.**

3. Объединитесь с Миром в его оболочке, с тем, как вы его воспринимаете в своих деяниях, и вы увидите, что ваши деяния - это та сущность Мира, которая гармонизирует с вами везде и всегда. И вы увидите, что, ниспослав благодать Божию на вас, Господь хотел от вас единения. Вы должны иметь единение там, где Господь имеет развитие. В развитии есть единение с Господом. В развитии Божественном, истинном и созидательном единение наступает в каждый миг вашего движения. Вы движетесь и развиваетесь в направлении Вечности и это навсегда будет вашим единением с Создателем в вашем вечном развитии. Вечность жизни - это истинное единение с Создателем.

13-день:

1. В тринадцатый день месяца нужно концентрироваться на дискретных, отдельных элементах какого-либо объекта реальности.

Допустим, что вы воспринимаете какой-либо объект. Это может быть, например, грузовик, или пальма, или камень. Какой это предмет, не имеет значения. Главное здесь то, что в выбранном объекте вы сознательно выделяете какие-то его фрагменты, какие-то его части. Грузовик, скажем, можно представить себе состоящим из многих отдельных частей.

Напомню, что так можно поступать со всеми формами, которые не являются формами человека. С человеком так действовать нельзя. Человек всегда должен восприниматься целостно. Это закон.

Если же выбранный вами объект - не человек, а что-то другое, тот же грузовик, то вы можете представить его себе состоящим из отдельных частей. Так вот, ваша задача здесь - найти связи, существующие между отдельными частями. И когда вы находите эти связи и одновременно держите в сознании нужное вам событие, например, исцеление кого-то или приобретение способности ясновидения, то вы достигаете осуществления этого события. Так вы можете совершенствовать свои возможности управления.

2. Семизначный ряд: **1538448;**
Девятизначный ряд: **154321915.**

34

3. Вы увидите те лица, которые создавали Мир до вас. Вы увидите те механизмы, которые создавали Мир до вас. Вы увидите Мир, который был до вас. И вы ощутите, что вы были всегда, и это ощущение перенесите в эти лица и этим ощущением создайте эти механизмы. И вы увидите, что всё вокруг вас, искусственно воспроизведённое или природно созданное, что всё это есть Создатель. Он олицетворил вас в том, что вы видите. Ваше олицетворение - это и есть тот Мир, который создаётся. Так вы можете найти любую технологию духовного, интеллектуального, техногенного и какого хотите, но обязательно созидательного развития. Смотрите на развитие как на равноправное повсеместное развитие любого элемента реальности и любого объекта информации и вы увидите ту сущность, которая является вашей душой, вашей личностью и вашим Создателем. Индивидуальность Создателя и создание Им всех лежит в основе гармонии Мира, которая всему присуща, всегда есть и везде понимаема. Создатель, создавший вас индивидуально и только вас, создал всех сразу. Так же и вы создавайте Мир индивидуально и сразу одновременно для всех и на все времена и пространства.

14-й день:

1. В этот день месяца вы концентрируетесь на движении окружающих вас объектов. Вы наблюдаете их и задаёте себе вопрос: почему движется облако? Почему идёт дождь? Почему могут летать птицы? Почему вообще всё это происходит? Вы стараетесь найти для себя информационный смысл каждого события.

Когда вы так концентрируетесь и одновременно держите в сознании нужное вам событие, то вы получаете его осуществление. И одновременно совершенствуетесь в мастерстве управления.

2. Семизначный ряд: **5831421;**
Девятизначный ряд: **999888776.**

3. В этот день надо увидеть свои руки как руки, отражающие свет жизни. В этот день надо увидеть свои пальцы как пальцы, отражающие свет рук. В этот день увидьте своё тело, сияющее ясным светом Создателя, сияющее ясным светом любви, добра и здоровья для всех, сияющее ясным светом моего Учения о жизни вечной. В этот день вы можете ощутить это Учение о вечной жизни, моё Учение, и обратиться ко мне мысленно. Вы можете обратиться ко мне также и в любой другой день и в любом другом состоянии и вы можете всегда просить то, что вы хотите для получения вечной жизни и всеобщего созидания. Обратитесь ко мне и вы получите помощь. Вы можете обратиться также и к себе и самостоятельно узнать, что вы получили от меня. Вы

36

можете увидеть эти знания и применить их и показать другим. В этот день вы можете гармонировать со мной так же, как вы можете гармонировать со мной и в любой из предшествующих дней и во все последующие дни. И в те дни, когда время не будет измеряться временем и пространством, вы тоже всегда сможете обратиться ко мне и всегда сможете выйти с просьбой о помощи, с просьбой о разговоре, с просьбой о событии или просто для того, чтобы обратиться. Вы свободны так же, как вы были свободны всегда. Возьмите это за правило, распространите это правило на других и вы получите вечную жизнь там, где есть я. И вы получите вечную жизнь там, где есть вы. Вы получите вечную жизнь там, где есть все. И вы получите Вечность там, где есть всё и есть всегда. И этот принцип будет достоверен и истинен для всех, и он уже является истинным и достоверным для всех, и вы являетесь тем, кем вы являетесь в Вечности, ибо вы уже и есть Вечность.

15-й день:

1. Во второй день месяца вы практиковали концентрацию на мизинце правой руки. В пятнадцатый день вы можете для этой цели использовать какую-либо другую часть вашего тела, например, другие пальцы, или ногти, или что-то ещё, по вашему усмотрению. Далее концентрация проводится так же, как я это разъяснил для второго дня.

2. Семизначный ряд: **7788001;**
Девятизначный ряд: **532145891.**

3. В этот пятнадцатый день месяца вы можете ощущать ту благодать Божию, которая ниспослана Вселенским разумом, и который сам благодарен Господу за его создание. За создание каждого его элемента и за создание такого его статуса, что он может воспроизводить Вселенную, ибо Бог присутствует везде. И по этому принципу ощутите благодарность растения и животного по отношению к вам, ощутите благодарность другого человека и ощутите их любовь. И вы увидите, что вы любите их. В любви созидание, благость и всепроникновение. И общая любовь, достижимая всеми и достигающая всех, - это и есть Создатель, который олицетворил Мир в вашем проявлении. Вы есть проявление любви Создателя, ибо Он и есть любовь по отношению к вам. Вы дар создателя получили изначально и вы являетесь им, вы создатель, потому что вы созданы Творцом, вечным Богом, всеобъемлющим, и идите туда, где Он

38

есть, ибо Он есть везде. И идите туда, куда Он зовет, ибо Он зовет везде. Он там, где вы есть, Он везде, где есть вы. Вы - в движении Создателя, вы - олицетворение Его Вечности. Идите по заботам Создателя, Он сотворил вечный Мир во всеобщем взаиморазвитии, и вы увидите, что Мир создаётся вечным, и вы увидите, что Мир олицетворяет вечного вас. Вы есть создатель, который создаёт вечное, и Создатель создал вас вечным при сотворении вечного Мира.

16-й день:

1. В этот день вы концентрируетесь на элементах внешней реальности, с которыми вступает в контакт ваше тело.

С детства мы помним замечательную фразу: „Солнце, воздух и вода - наши лучшие друзья“. В данной концентрации вы стараетесь осознавать взаимодействие с этими нашими друзьями.

Вы концентрируетесь на тепле, которое дают вам падающие на вас лучи солнца. Вы чувствуете их прикосновение, вы ощущаете даваемое ими тепло.

Вы чувствуете лёгкий ветерок, овевающий вас. Вы ощущаете его дуновения. Или это могут быть и сильные порывы ветра. Это может быть и совершенно неподвижный воздух. И если при этом очень жарко и большая влажность, то вы ощущаете одновременно и тепло, и воздух, и влагу на своих щеках.

Вы можете испытать освежающее действие воды, когда вы умываетесь, или принимаете душ, или плаваете.

Эти концентрации можно делать и в холодное зимнее время. У вас ведь всегда открыто лицо. Ну а в тёплое время, особенно летом, на пляже, всё ваше тело может наслаждаться контактом с солнцем, воздухом и водой. Можно добавить сюда и контакт с землёй.

Эти концентрации очень важны. В них вы вступаете в осознанное взаимодействие со стихиями.

Этой практикой, разумеется, можно заниматься и каждый день.

40

Если во время концентрации вы одновременно держите в сознании нужное вам событие, то вы добиваетесь его осуществления.

2. Семизначный ряд: **1843212;**
Девятизначный ряд: **123567091.**

3. Ощутите гармонию там, где она есть, а она есть везде и всегда. Это гармония Создателя. Ощутите гармонию там, где она есть и будет. Это гармония вашего развития. Ощутите гармонию там, где она есть, была и будет, и там, где она не была, где её нет, и где она будет всегда. Это гармония изменения. Это гармония преображения. Это преобразование в вечную жизнь. Придите к самому себе везде, и ощутите эту гармонию везде, и вы увидите, как от вашей гармонии расходятся волны радости и любви. И вы увидите, что вы делаете Мир навсегда гармоничным в его вечном статусе устойчивости. Вы являетесь борцом, но уже в вечной благодати Божией за вечную жизнь и вечную веру.

17-й день:

1. В семнадцатый день месяца вы концентрируетесь на элементах внешней реальности, которые, с вашей точки зрения, вас окружают всегда. Это окружающее вас пространство, Солнце, Луна, знакомые вам созвездия и вообще всё то, что в вашем представлении существует всегда. Вы концентрируетесь на каком-либо из этих элементов и одновременно, как всегда, держите в сознании нужное вам событие для его реализации.

2. Семизначный ряд: **1045421**;
Девятизначный ряд: **891000111**.

3. Посмотрите всевидящим оком за воскрешением всех и вся. И вы увидите, что восстановление Мира - это та реальность, в которой вы живёте. И вы ощутите, что вы находитесь в вечном Мире. Продвиньтесь по этой дорожке вперёд и вы увидите путь, который зовёт вас. Идите по этому пути, и вы увидите Создателя, который вечен, и вы насладитесь вечностью своей и это наслаждение - это есть вечность жизни и Создатель - это именно тот Создатель, который создал вас, и любовь Его безгранична, и простота Его доверительна, и Он так же прост и прозрачен, как вы себе представляли, как вы думали о Нём раньше, и Он так же добр и конструктивен, как вы знали это раньше. Он ваш Создатель и Он даёт вам путь. Идите по Его пути, ибо Его путь - это ваш путь.

18-й день:

1. В этот день месяца вы концентрируетесь на неподвижных объектах. Это могут быть здание, стол, дерево. Выберете, что вам понравится. Далее вы должны найти индивидуальную сущность выбранного объекта, его смысл. Смысл для вас, то есть вы должны понять, чем этот объект является для вас. Такова эта концентрация.

В дальнейшем при описании упражнений я уже не буду добавлять, что во время концентрации нужно держать в сознании желаемое событие для управления им. Далее это будет всегда подразумеваться.

2. Семизначный ряд: **1854212**;
Девятизначный ряд: **185321945**.

3. Вы идёте туда, где есть люди. Вы идёте туда, где есть события. Вы работаете там, где есть сопротивление. И когда вы видите это, сопротивление становится прозрачным, силы его ослабевают и вы видите мир Вечности, даже если сопротивление ещё есть. Идите и будьте везде, где вы хотите. Вы можете быть везде. Вы можете объять весь мир благоденствия, и поэтому боритесь с сопротивлением во благо вечной жизни и сопротивление обрушится и вы увидите свет вечной жизни и воспримите его. И так осуществится навсегда и во все времена.

19-й день:

1. В девятнадцатый день месяца вы концентрируетесь на явлениях внешней реальности, в которых нечто, существовавшее первоначально как единое целое, превращается затем в совокупность отдельных элементов. Пример такого явления: туча превращается в капли дождя. Или другой: крона дерева превращается в отдельные осыпающиеся листья.

Во время концентрации на подобных явлениях вы стараетесь найти законы, на основе которых такого развития событий можно было бы не допустить. Найти такие законы - вот смысл данной концентрации.

2. Семизначный ряд: **1254312;**
Девятизначный ряд: **158431985.**

3. Борьба духа за свое истинное место в Мире, так же как и борьба вашей души за олицетворение Создателя, ведут к тому, что ваш интеллект и ваш разум становятся подконтрольными. Ваше сознание становится всеобщим и ваша часть сознания становится общим сознанием. Вы становитесь тем, кем вы являетесь. Ваша Вечность проявляется в ваших раздумьях, ваши размышления становятся Вечностью, ваши мысли делают Мир вечным и вы будете там, где вы есть, и вы будете там, где вас нет, и вы будете всегда, хотя Мир и состоит из промежутков времени, и там, где вы будете, промежуток времени станет Миром и пространство объединится с Вечностью, и время отступит и вы

44

будете в движении и вы будете в вечном времени, и вы ощутите вечное время, и это вечное время придёт к вам. Каждый миг вашего времени является вечным. Ощутите Вечность в каждом миге и вы увидите, что вы это уже имеете.

20-й день:

1. В этот день проводится концентрация на удалённых областях сознания. Вашей задачей является помощь другим людям.

Представьте себе, что вам нужно что-то объяснить другому человеку. Объяснить то, чего он не знает или не понимает. Вообще-то нам с вами уже известно, что в действительности каждый человек обладает всеми знаниями, в его душе изначально всё уже есть. Поэтому ваша задача состоит в том, чтобы помочь ему осознать информацию, которой он уже владеет. Между прочим, именно с этим, с осознанием уже имеющегося в душе знания и связано подлинное понимание.

Пробуждение человека к осознанию им нужной информации, хранящейся в его душе, проще всего можно осуществить через отдалённые участки его сознания. А выйти на них проще всего через отдалённые участки своего сознания.

Выполняя это упражнение, вы тем самым уже активно участвуете в программе спасения. В связи с этим уточню, что должно быть принципиальным для вашей концентрации. Ваша концентрация должна быть такой, чтобы полученное вами управление давало бы положительный эффект сразу для всех, чтобы оно обеспечивало благотворное развитие событий для всех сразу. И при этом независимо от месторасположения других людей. Физически люди могут находиться от вас на большом расстоянии, но всё равно они получат от вас помощь.

В более сжатой форме это упражнение можно назвать

концентрацией на всеобщем успехе. Имеется в виду, что благодаря вашей работе развитие конкретных ситуаций будет для всех происходить в благоприятном направлении.

При желании, особенно на первых порах, в начале практики, можно в этот день добавить ещё одно упражнение.

Вы концентрируетесь на таких удалённых объектах, как Солнце, планеты или звёзды и созвездия. При этом вы можете не видеть их обычным зрением. Ваша задача в этой концентрации такова: вы стараетесь осознать, что представляют собой эти объекты с точки зрения информации.

2. Семизначный ряд: **1538416;**
Девятизначный ряд: **891543219.**

3. Посмотрите на Мир с самой высокой позиции вашего сознания, с самой глубокой позиции вашей души и с самым духовным пристрастием к всеобщему благоденствию, посмотрите на Мир так, как если бы он ещё только создавался и создайте его таким, какой он есть сейчас. Но создавая его таким, какой он есть сейчас, измените при этом состояние Мира с его пороками в лучшую сторону, в сторону созидания и вечной жизни. И вы увидите, что пороки - это вовсе и не пороки, а неправильное понимание Мира. Поймите Мир правильно, как его вам даёт Создатель, и вы увидите, что Создатель есть везде и правильность есть везде, надо только лишь сделать один шаг навстречу, надо только лишь не отрицать и прийти к этой правильности навсегда и навечно, и вы увидите, что Мир преобразовался. И вы увидите, что Вселенная стала вашей, и

47

вы увидите, что Создатель доволен вами, и вы увидите, что вы являетесь создателем и можете создавать везде, всегда и навечно, и вы являетесь помощником Создателя, и вы являетесь помощником любому другому и вы как сам Создатель создаёте создателя и здесь вы приходите к точке единения всех. А эта точка единения всех - это и есть ваша душа. Посмотрите на неё, и вы увидите свет жизни. Этот свет жизни создаёт ваша душа. Свечение вашей души - это то, что зовёт вас ввысь, вдаль и вширь, свечение вашей души - это и есть Мир. Вы видите Мир, потому что его видит ваша душа. Вы видите душу, потому что у вас есть глаза души. Посмотрите на себя со всех сторон, и вы увидите общее единение со всем Миром, со всем Миром, который существует везде и всегда. Ваша мысль - это мысль Мира. Ваше знание - это знание Мира. Раздайте знание жизни и распространите свет своей души, и вы увидите вечную жизнь в таком состоянии, в котором вы в ней находитесь. Вы увидите, что вечная жизнь уже давно с вами, она всегда есть, она всегда была, она всегда будет. Вечная жизнь - это и есть вы.

21-й день:

1. В двадцать первый день месяца вам надо концентрироваться на числовых рядах, которые идут в обратной последовательности. Конкретный пример: 16, 15, 14, 13, 12, 11, 10. Фигурирующие в этих последовательностях числа должны быть в интервале от 1 до 31 (максимальное число дней в месяце). Так что в вашем распоряжении 31 число. При составлении из этих чисел последовательностей положитесь на ваше внутреннее чутьё.

2. Семизначный ряд: **8153517;**
Девятизначный ряд: **589148542.**

3. Посмотрите, как горный ручей сбегает с гор. Посмотрите, как тает снег. Обратитесь мысленным взором к этим картинам, если вы посмотрели глазами. И вы увидите, что ваши мысли не отличаются от ваших глаз. И вы увидите, что ваше сознание не отличается от вашего тела. И вы увидите, как ваша душа строит ваше тело. Не забывайте эти знания, перенося их из секунды в секунду, передавая другим и, делая из мгновения Вечность, вы будете вечно строить себя так, как если бы вы, не прилагая усилий, жили раньше, и вот это вечное построение - это и есть вечная жизнь. Постройте вокруг себя на том же принципе также и другие объекты, постройте миры. Создайте радость и посейте пшеницу, и создайте хлеб, и дайте инструменты, и дайте машины, и сделайте так, чтобы машины были безвредными, не уничтожающими, и вы увидите, что вы в этом Мире живёте, и вы увидите, что это ниспослано вам, и что в машине проявлены Бог и ваше сознание. Остановите машину, если она угрожает. Постройте тело, если оно болеет, осуществите воскрешение, если кто-то ушёл, не допустите ухода кого-либо другого. Вы есть создатель, вы есть творец, берите, действуйте и идите вперёд в гармонии со всем Миром, в гармонии со всем созданным, в гармонии со всем, что будет когда-либо создано во всей бесконечности и проявлении Мира, и в гармонии с самим собой.

22-й день:

1. В этот день месяца вам нужно концентрироваться на таких элементах реальности, которые характеризуются бесконечным воспроизводством. Конкретный пример: понятие Вечности. Или понятие бесконечного пространства.

Напомню всё-таки ещё раз, что размышляя, скажем, о Вечности, вы в то же время должны строить нужное вам событие.

2. Семизначный ряд: **8153485;**
Девятизначный ряд: **198516789.**

3. Ваша душа - это созданная структура, ваша душа - это воссоздаваемая структура. Посмотрите, как создаётся ваша душа, посмотрите, как она воссоздаётся. В акте воссоздания - ваша душа, откройте ваш мир и посмотрите, где воссоздался Создатель, посмотрите на механизм воссоздания и вы увидите любовь. Любовь - это то, что несёт свет Миру. Любовь - это то, на чём строится мир. Любовь - это то, что существует всегда и было изначально. Посмотрите, кто создал любовь, и вы увидите самого себя. Любовь, принадлежащая вам, - это вы, принадлежащие любви. Стройте с любовью, стройте с благоденствием, стройте с великой радостью всеобщей жизни и всеобщего счастья, и вы сможете увидеть ту радость, которую видят все, окружающие вас. Увидьте радость окружающих вас, и ваше сердце наполнится счастьем. Будьте в счастье, будьте в гармонии, и это счастье принесёт вам Вечность. Посмотрите своими вечными глазами, посмотрите своим вечным телом, посмотрите своим вечным взглядом на родственников ваших и даруйте им Вечность. Посмотрите своей Вечностью на всех людей и даруйте им Вечность. Посмотрите своей Вечностью на весь Мир, на всё ваше окружение и даруйте им Вечность. И Мир расцветёт, и будет цветок, который цветёт вечно. И этот цветок будет ваш Мир, который является и Миром всех. И вы будете жить и ваше счастье будет бесконечным.

23-й день:

1. В двадцать третий день месяца нужно концентрироваться на развитии всех элементов реальности в направлении реализации задач Бога.

2. Семизначный ряд: **8154574;**
Девятизначный ряд: **581974321.**

3. Посмотрите на Мир, что нужно в нём делать, посмотрите на свои бытовые дела, увидьте свои чувства и посмотрите на них. Посмотрите, как ваши чувства связаны с событиями, почему вы смотрите вперёд, почему вы ощущаете, почему ваши дела идут так, а не иначе. Почему слово „иначе" не может присутствовать в Мире, ибо Мир един и он многообразен в своем единстве. Почему слово „единственный" означает многообразие. Ощутите всю природу явлений в своем конкретном деле. Посмотрите на это дело со всех сторон. Посмотрите на свой организм и восстановите его одним мысленным мгновением. Посмотрите на своё сознание и сделайте его таким, чтобы оно решало все ваши вопросы. Посмотрите на свою душу и увидьте, что там уже давно всё есть.

24-й день:

1. В этот день месяца во время концентрации нужно из формы человека получить любой другой объект. Например, видеокассету, авторучку, растение. Вам нужно увидеть, из какого элемента формы человека рождается, скажем, видеокассета. То есть как нужно осознать образ человека, чтобы получить видеокассету.

2. Семизначный ряд: **5184325;**
Девятизначный ряд: **189543210.**

3. Вы увидели ту реальность, которую увидели вы. Вы пришли к той реальности, которой являетесь вы. Посмотрите на все дни от первого по двадцать четвёртый и вы увидите, что ваша любовь бесконечна. Посмотрите на Мир, как вы смотрите с любовью, посмотрите на чувство, как вы его строите, посмотрите на чувство как на вечное создание и вы придёте к любви как к Вечности. Вы приходите к ней навсегда и вы остаётесь с ней навечно. Создатель - Бог ваш, создал вас любящими. Вы - творения Божии и вы любите. Любовь - это жизнь, а жизнь - это любовь. Являйте любовь там, где вы появляетесь, являйте любовь в тех местах, где вы определяетесь и предопределяетесь. Любовь может быть не выражена словами и любовь может не выражаться чувствами, но ваши действия - это и есть любовь, там, где вы созидаете.

25-й день:

1. В двадцать пятый день месяца вы можете концентрироваться на любых предметах по своему выбору, но важно, чтобы у вас было несколько различных концентраций, чтобы у вас была их некая совокупность. Из этой совокупности, на основе анализа, вы объединяете различные объекты концентраций в группы по какому-либо признаку. Например, магнитофон и кассету можно поместить в одну группу, потому что они дополняют друг друга при выполнении своего предназначения. Магнитофон и приёмник можно объединить в одну группу, рассматривая их как товары, сделанные с использованием электроники. В одну группу можно поместить однотипные предметы, скажем, две разные книги. Однако, если на эти же книги посмотреть с точки зрения их содержания, их тематики, то эти книги могут оказаться в разных группах, если при составлении групп определяющей будет тематика. Как видите, у вас здесь полная свобода творчества.

Вы можете, например, сидя у себя дома, оглянуться по сторонам и использовать для этой концентрации окружающие вас предметы.

2. Семизначный ряд: **1890000;**
Девятизначный ряд: **012459999.**

3. Придите к мысли о себе в самом себе. Ловите мысль о себе как отражение себя. Увидьте себя так, как вы видите всех.

55

Увидьте себя так, как вы видите каждого. Увидьте себя так, как вы видите ветку дерева, листочек растения, утреннюю росу или снег на подоконнике. Вы увидите то, что перед вами вечно. Вы увидите то, что вы вечны.

26-й день:

1. В этот день месяца вы учитесь видеть одновременно целое и его часть, общее и частное.

Допустим, перед вами стадо коров. Вы видите всё стадо и одновременно можете сосредоточиться на какой-либо одной корове. И понять, чем она живёт, о чём думает, как она будет развиваться. Или можно посмотреть на муравейник и одновременно на отдельного муравья.

С помощью этой концентрации вы должны понять, как практически одним взглядом суметь сразу увидеть целое и его часть, общее и частное. Данная концентрация поможет вам приобрести эту способность. Вы сможете мгновенно видеть сразу и общее, и частное.

2. Семизначный ряд: **1584321**;
Девятизначный ряд: **485617891.**

3. Примите к сведению то, что вы развиваетесь вечно. Увидьте то, что ваше развитие постоянно. Займитесь тем, что является вечным. Ибо каждое движение является вечным и каждая вещь - олицетворение Вечности, и каждая личность - это Вечность и каждая душа - это множество Вечностей. Идите к Вечностям многообразным от Вечности единой и вы увидите, что Вечность на всех одна. Придите через это к пониманию своей души, и вы увидите, что вы есть создатель того, что вам нужно. Примените это к созданию каждой вещи и вы увидите, что каждая вещь создана вами. Примените это к созданию своего организма, и вы поймете, что ваш организм всегда может быть самовосстановлен. Примените это к здоровью других, и, излечив другого, вы наберётесь опыта и для себя. Излечение других - это всегда опыт и для себя. Восстановление всего - это всегда опыт для вас. Делайте больше добра, давайте больше радости и счастья и вы получите Вечность в свои руки в виде конкретного технологического инструмента вашего сознания. Распространите сознание на жёсткие условия Вечности. Там, где Вечность расширяется, обгоните её, обгоните Вечность в бесконечности и увидьте себя как олицетворение Творца. Вы творите там, где Вечность ещё только расширяется, вы - творец Вечности, вы контролируете Вечность и Вечность подчиняется вам всегда.

27-й день:

1. В двадцать седьмой день месяца вам нужно делать ту же самую концентрацию, что и в девятый день месяца, но добавить к ней бесконечное развитие каждого элемента концентрации.

2. Семизначный ряд: **1854342;**
Девятизначный ряд: **185431201.**

3. Придите на помощь тем, кто нуждается в помощи. Придите на помощь тем, кто в помощи не нуждается. Придите на помощь себе, если вы нуждаетесь в помощи. Придите на помощь себе, если вы в помощи не нуждаетесь. Посмотрите на слово „помощь" в более широком его проявлении и посмотрите на доброту как олицетворение помощи. Вы добры и вы помогаете. Вы - создатель и вы имеете помощь. Каждый акт вашего создания несёт вам помощь. Всё созданное вами - это помощь вам. Вы имеете бесконечное количество помощников, так же как и вы помогаете бесконечному количеству других. Вы во всеобщих связях со всеми, вы всегда помогаете всем и все помогают вам. Во всеобщих связях и взаимопомощи приведите общество к благоденствию, дайте счастье всем и вы увидите себя во всеобщей мировой гармонии со всеми, где Бог-Создатель - это есть всё, что создано вокруг вас, это есть всё, что создано вами, и олицетворение Бога во всём созданном вокруг вас. И олицетворение Бога как создателя вашего проявится в вашей душе истинным пониманием Мира в саморазвитии уже после

59

получения бесконечности жизни. Бесконечность жизни - это бесконечность Творца. Чтобы быть бесконечно живущим, надо быть бесконечно творимым, надо быть бесконечно сотворяемым. Чтобы быть бесконечно творимым, делать ничего не нужно, мы сотворены навечно, чтобы быть бесконечно сотворяемыми. Вы можете сделать так, чтобы каждая ваша мысль, каждое ваше движение, каждое ваше действие творили Вечность.

28-й день:

1. В этот день месяца вам нужно выполнять ту же самую концентрацию, что и в восьмой день месяца, но с одним важным отличием. Дело здесь в следующем.

Вы, наверное, заметили, что в предыдущий день, 27-й, при определении вида концентрации числа 2 и 7 складывались: 2+7 = 9. В данном же случае ситуация другая. Число 28 состоит из двух цифр: 2 и 8. В данном случае число 28 следует воспринимать так: два умножить на восемь. Не сложить 2 и 8, а именно умножить. То есть восьмёрка удваивается. Именно поэтому в этот день и повторяется программа восьмого дня. Однако это повторение не должно быть буквальным, оно не должно быть точной копией предыдущей работы. Что-то вы должны изменить. И в первую очередь изменить что-то в себе. Например, изменить что-то в вашем видении этой концентрации. Выполняя её по старой схеме, вы должны тем не менее увидеть в ней нечто новое, посмотреть на неё с другой стороны.

Ваше понимание, как и ваше восприятие этих концентраций, должно постоянно расширяться и углубляться. Это процесс творческий. Он способствует вашему развитию.

2. Семизначный ряд: **1854512**;
Девятизначный ряд: **195814210.**

3. Посмотрите на себя так, как вы смотрите на весь Мир сразу. Посмотрите на Создателя так, как Создатель смотрит на вас, и в этом получите понимание того, что Создатель хочет от вас. Посмотрите на Его взор и вы увидите Его взор. Вы увидите, что взор Создателя обращён также и к далёким явлениям Мира, и ваша задача - управлять этими явлениями Мира. Вы должны любые явления Мира делать гармоничными. Это и есть ваша истинная задача. Вы должны рождать и создавать Миры, которые будут всегда гармоничны. Это и есть ваша истинная задача от вашего создания. Ибо Он, Создатель, уже создал, ибо Он, Создатель, уже сделал, и ваша задача пойти по этому пути, ибо по образу и по подобию вы созданы, так, как создан Создатель. Создатель самовоссоздался, но Он создал и вас. Самовоссоздайтесь и создайте других. Создайте всех других и дайте всем всеобщее благоденствие, и вы будете иметь Мир, который создан для вас, и для всех, и для Создателя. Создавайте для Создателя, ибо Он создал вас. Создавайте для Создателя, ибо он создал всё. И потому всё, что вы ни создаёте, вы всегда создаёте для Создателя.

29-й день:

1. В двадцать девятый день месяца вы выполняете обобщающую концентрацию. В этот день вы должны просмотреть все концентрации этого месяца, с первого числа по двадцать восьмое. Но только воспринять их надо в импульсе. Это важно. Пройденный за месяц путь вы охватываете одним-единственным моментом восприятия.

При этом вам нужно сделать определённый анализ вашей работы. В этот день вы как бы создаёте платформу для работы в следующем месяце.

Вы можете всё, что вы делали, представить в виде некой сферы и поместить её на бесконечную прямую, начальный участок которой включает и следующий месяц. Тем самым вы создадите платформу не только для следующего месяца, но и для вашего дальнейшего бесконечного развития.

2. Семизначный ряд: **1852142;**
Девятизначный ряд: **512942180.**

3. Посмотрите на Мир своими глазами. Посмотрите на Мир всеми своими чувствами. Посмотрите на Мир всеми своими клеточками. Посмотрите на Мир всем своим организмом и всем, чем вы можете видеть, и всем, чем вы являетесь. Посмотрите на Мир и самого себя, и внутрь себя. Посмотрите на Мир с пониманием того, что Мир вокруг вас и он вас обволакивает. Посмотрите на реальность, которая даёт жизнь. Посмотрите на

63

реальность, такую, которая даёт Вечность. И вы увидите, что, куда бы вы ни смотрели, есть только эта реальность, дающая жизнь и дающая Вечность. И создатель этой реальности - Бог. И Бог, создавший эту реальность, создал жизнь вечную и он видит вас так, как вы видите себя, и он видит вас так, как вы не видите себя, и он есть ваш создатель. И он есть Бог.

30-й день:

1. В этот день вы проводите первую концентрацию на построенной платформе. Эта концентрация закладывает основы вашей работы в следующем месяце.

Концентрироваться нужно на гармонии Мира. Вы должны видеть её, находить её, радоваться ей, восхищаться ею. И при этом вы удивляетесь тому, как Создатель смог настолько совершенно всё создать. То есть вы восхищаетесь гармонией Мира как следствием совершенства Создателя.

2. Семизначный ряд: **1852143**;
Девятизначный ряд: **185219351.**

3. Принцип, по которому вы строите все предшествующие дни, в этот день может быть основным, ибо в феврале, где сейчас, в настоящем летосчислении, 29 или 28 дней, этот принцип на тридцатый день переходит на день первый или второй. И вот это объединение показывает вечный цикл жизни. Найдите Вечность во всех предшествующих ваших гармонизациях. Найдите эту Вечность в этом простом примере, ибо один месяц имеет 30 дней, другой месяц - февраль - 29 или 28 дней и через один только этот месяц февраль мы имеем общие единения цифры 30 с цифрой 1 или 2. И единение цифр, различных по природе и по происхождению, говорит о единении и об общей природе всех. Найдите общую природу во всём, в каждом элементе информации, и найдите общую природу там, где она видна не сразу, и найдите там, где она явна, и найдите там, где она видна сразу. И вы увидите, и вы осознаете, и вы почувствуете, и вы одухотворитесь.

31-й день:

1. В тридцать первый день месяца вы концентрируетесь на обособленных областях каждого отдельного объёма.

Пусть, например, на некотором участке земли растёт дерево. Вы осознаёте, что внизу под ним - почва, сверху над ним и по сторонам - воздух. Все эти отдельные области объединяются в вашем сознании тем, что вы видите в них во всех вечное воспроизводство жизни. Жизнь является вечной. Вы должны осознать это. Помните об этом, наблюдая окружающий мир, ощущая его, растворяясь в нём. И осознание этой Истины придёт к вам: ДА, ЖИЗНЬ ЯВЛЯЕТСЯ ВЕЧНОЙ!

2. Семизначный ряд: **1532106**;
Девятизначный ряд: **185214321**.

3. Концентрируйтесь в этот день на самом себе. Вы абсолютно и полностью здоровы, и все вокруг вас здоровы. И Мир вечен. И события все созидательны. И вы видите всегда всё только в положительном свете. И всё вокруг всегда благоприятно.

К приведённым упражнениям я хочу сделать ещё одно замечание. Ещё раз повторю, что вы сами должны определять количество концентраций и их длительность. Вы также самостоятельно должны решить, какой результат в данный момент является для вас наиболее важным, к чему нужно стремиться прежде всего. Если вы хотите получить определённый результат к какому-то сроку, то закладывайте это время в целевую установку и через концентрацию добивайтесь его.

Помните, что это творческие упражнения. Они развивают вас. С помощью этих концентраций вы будете духовно расти, а это в свою очередь поможет вам все эти концентрации делать уже на более высоком уровне, что обеспечит вам ещё большее развитие и так далее. Этот процесс бесконечен. Довольно быстро вы обнаружите, что ваша жизнь начала изменяться в лучшую сторону, хотя если быть более точным, то надо сказать, что это вы сами начали делать её такой, что вы постепенно начинаете брать управление вашей жизнью в свои руки.

Эти упражнения способствуют развитию сознания, развитию событий вашей жизни в благоприятном направлении, обретению полноценного здоровья и установлению гармонии с пульсом Вселенной.

www.ingramcontent.com/pod-product-compliance
Lightning Source LLC
Chambersburg PA
CBHW022130280326
41933CB00007B/623